AF596711

CONSIDÉRATIONS

SUR

L'EMPLOI DU FEU EN MÉDECINE.

CONSIDÉRATIONS

SUR

L'EMPLOI DU FEU EN MÉDECINE,

SUIVIES

De l'exposé d'un moyen épispastique propre à suppléer la cautérisation, et à remplacer l'usage des cantharides, avec le Rapport de MM. ***PORTAL, PERCY*** *et* ***THÉNARD****, Membres de l'Institut de France, à l'Académie royale des Sciences;*

PAR LOUIS-FRANÇOIS GONDRET,

Docteur en Médecine de la Faculté de Paris, Médecin adjoint du troisième dispensaire de la Société philantropique, Médecin du Tribunal de première instance, et Membre de l'Académie de Médecine de Paris.

. . . . . . Si quid novisti rectius istis,
Candidus imperti; si non, his utere mecum.
HOR. Epist. VI.

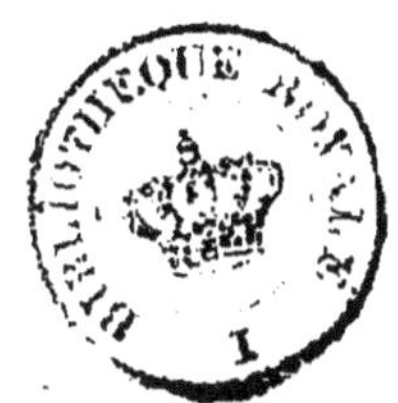

PARIS,

Chez J. J. BLAISE, Libraire de S. A. S. Madame la Duchesse d'ORLÉANS, Douairière, quai des Augustins, n°. 61, à la Bible d'Or.

1818.

AVANT-PROPOS.

Pénétré d'une juste défiance de moi-même, je ne m'étais pas proposé d'offrir aux amis de la science médicale, l'opuscule que je me détermine à publier. La sanction honorable qu'a daigné lui donner le premier corps savant de l'Europe, m'a encouragé à prendre ce parti.

Je le recommande toutefois, pour ce qui m'est personnel, à l'indulgence de mes confrères. Mon soin principal a été, dans l'exposition des faits, d'éloigner tout ce qui pourrait, en aucune manière, altérer la vérité.

Loin de laisser ignorer la source où j'ai puisé mes moyens, la reconnaissance me fait un devoir de dire que je dois tout à la lecture réfléchie de l'ouvrage de M. le baron Percy.

Qu'on lise avec attention la Pyrotechnie chirurgicale, et l'on se convaincra, que non-seulement ce traité se place à côté de ceux que nous ont laissés les anciens sur ce sujet, mais qu'il les surpasse par l'excellence de la doctrine et des méthodes d'application qu'il renferme.

Paris, Janvier 1818.

INSTITUT DE FRANCE.

ACADÉMIE ROYALE DES SCIENCES.

PARIS, le 181

LE secrétaire perpétuel de l'Académie, certifié que ce qui suit est extrait du procès-verbal de la séance du lundi 23 décembre 1817.

RAPPORT sur un mémoire ayant pour titre : *Considérations sur l'emploi du feu en médecine.*

L'ACADÉMIE nous a chargés, MM. Portal, Thénard et moi, de lui faire un rapport sur le mémoire lu à sa séance du 2 juin dernier, par M. Gondret, docteur en médecine de la faculté de Paris, et ayant pour titre : *Considérations sur l'emploi du feu en médecine*, etc.

Quand il s'agit d'examiner une question qui repose sur des faits, on ne doit pas s'en rapporter à ceux que l'auteur a avancés; il faut les vérifier par d'autres faits et ne prononcer qu'après avoir acquis une conviction qui ne se commande pas, et à l'égard de laquelle on ne risque jamais rien, en médecine surtout, de se montrer difficile.

Ce principe, si nous avions pu l'oublier, M. Gondret nous l'eût rappelé, quoiqu'il dût retarder de plusieurs mois le compte que nous avions à rendre de son travail. Il a été le premier à provoquer de notre part des expériences rigoureuses, certain que le résultat en serait conforme à ceux dont il a fait la base de son mémoire.

Cet écrit présente deux objets : le premier est la défense et la propagation de l'adustion en général, et de celle du sommet de la tête en particulier; le second est la proposition d'un topique propre à opérer, ou plutôt à imiter tous les effets et les degrés de la cautérisation, depuis la rubéfaction jusqu'à la brûlure réelle.

M. Gondret a dit, en faveur de l'application du feu, comme moyen curatif, ce qu'on ne saurait trop répéter et ce qu'on a si souvent répété, sans avoir pu encore rendre usuel ce remède vraiment héroïque. Il lui a été redevable des succès les plus inespérés, et chaque jour il en obtient qu'il eût vainement attendus de l'emploi des moyens ordinaires. Un de nous, mettant de côté sa propension personnelle pour cette médecine efficace, et jusqu'au souvenir de l'ouvrage qu'il a publié sur cette matière, a assisté, armé du doute et presque de l'incrédulité, aux opérations de ce médecin aussi éclairé que courageux; et il a vu, et il a été forcé de voir, qu'en effet c'était le feu et rien que le feu qui avait détruit ou dissipé, en très-grande partie, ces gouttes sereines, cette épilepsie avec idiotisme, et ces diverses affections chroniques et rebelles, qui, combattues avec énergie par notre jeune praticien, ont enfin cédé à la puissance de son art.

Votre Commissaire, bien sûr, malgré la terreur de Pouteau, malgré la proscription de de Haën, malgré les préventions et les plaintes de la plupart des médecins de notre temps, que l'ustion métallique du sommet de la tête, telle qu'il l'a recommandée et enseignée, était exempte de danger, a voulu en ajouter de nouvelles preuves à celles qu'il avait déjà puisées dans sa propre pratique, et M. Gondret ne l'en a pas laissé manquer. Il l'a vu en cinq occasions majeures, où les médecins, lassés de la pertinacité de la maladie, s'étaient pour toujours éloignés des malades, appliquer au haut de la tête de ceux-ci le cautère syncipital chauffé jusqu'au blanc, brûler du même coup les tégumens et une lame de l'os, et obtenir, soit par l'impression locale du feu, soit par les irradiations ignées qui se font sentir jusque dans les régions et sur les organes éloignés, les changemens les plus étonnans et les plus salutaires. Mais il faut connaître, comme M. Gondret, et l'instrument et la manière d'en faire usage. Avec les cautères ordinaires on manque le but, et le moxa, trop lent dans son action, transmet quelquefois au cerveau un excès de chaleur dont il peut être gravement offensé. Ceux qui ont voulu cautériser les os du crâne préalablement mis à nu par l'incision, ont presque tous eu à se repentir de n'avoir pas suivi les règles tracées dans la pyrotechnie chirurgicale. C'est d'après la lecture attentive de ce livre, tout imparfait qu'il est, que MM. Valentin et Gondret ont su à quoi s'en tenir sur les malheurs imputés à l'usage du feu qui en était innocent, par certains médecins dont l'ignorance et la maladresse avaient fait tout le mal.

Voilà quel est le premier objet de la dissertation de M. Gondret, et dans cette moitié de son travail, s'il n'a pas, comme il en convient lui-même, le mérite de l'invention, il a celui d'avoir usé sagement, heureusement et hardiment, d'une ressource encore réputée extrême, périlleuse, et peu digne de confiance, quoique nulle autre, dans l'art de guérir, ne compte en sa faveur un aussi grand nombre de cures prodigieuses et bien avérées.

Dans la partie que nous allons examiner, M. Gondret a quelques droits de propriété qu'on ne peut méconnaître. Séduit par les bienfaits de la cautérisation, et en même temps trop instruit et trop réservé pour prodiguer celle qu'on nomme actuelle, qui n'est guère plus du goût des malades que de celui de la généralité des médecins, et dont il savait d'ailleurs qu'on n'est pas toujours maître de régler et mesurer l'intensité, il s'est occupé de la recherche d'un médicament, qui pût, sans un appareil effrayant, sans aucun risque et sans presque de douleurs, imiter, autant que possible, l'action graduée et successive du calorique, plus ou moins développé sur une partie vivante. Ce médicament devait être d'abord irritant, puis rubéfiant, ensuite vésicant, et enfin escarrotique, selon la durée de son séjour dans la partie et d'après les indications qu'on aurait à remplir.

Cette quadruple faculté s'est rencontrée dans un topique simple, facile à préparer et à manier, et déjà partiellement connu et usité, mais pour un usage différent. C'est une pommade composée de graisse de mouton et d'ammoniaque, qu'on mêle ensemble à doses égales. On fait fondre le suif au bain marie, dans un flacon à large ouverture, sans le chauffer beaucoup, et on verse peu à peu l'ammoniaque en agitant chaque fois le vase, jusqu'à parfait refroidissement. Il résulte de cette préparation une espèce de savon très-blanc, d'une bonne consistance, et s'étendant avec facilité. M. Gondret remplace quelquefois la graisse de mouton avec du beurre de cacao, et emploie six gros de celui-ci pour une once de l'autre (1).

Veut-on échauffer la peau, y produire de l'excitation, afin de rétablir la perspiration, de résoudre quelque engorgement sous-cutané, ou dans toute autre vue; on fait passagèrement de légères frictions avec cette pommade, qui, souvent, outre l'action qu'elle exerce sur la peau, va de proche en proche réveiller des viscères engourdis et ranimer la

(1) Voyez la page 56.

vie dans des glandes qui semblaient n'y plus participer.

Se propose-t-on de produire une rubéfaction à l'instar de celle des synapismes, et des épispastiques adoucis, pour ébranler une douleur fixe, coërcer un exanthème fugitif, faire cesser un désordre nerveux? on applique en lieu opportun, pendant six ou huit minutes, de cette pommade étendue sur un linge, d'une ou deux lignes d'épaisseur.

A-t-on besoin pour un motif quelconque de l'effet vésicatoire? il suffit de laisser en place le topique un quart d'heure et au plus une demi-heure, et alors le médecin, avant de sortir de chez le malade, peut voir le résultat du remède qu'il a fait appliquer en y entrant; avantage que l'eau ou l'huile bouillante pourrait lui procurer encore plus vîte, nous dira-t-on, mais trop brusquement, trop douloureusement et trop irrégulièrement pour qu'on leur doive la préférence.

Enfin, faut-il sans effaroucher la timidité des malades, ni froisser l'opinion des médecins anti-cautérisateurs, imiter l'action cautérisante du feu qui dans un si grand nombre de névralgies, est le reméde par excellence, on y réussira en prolongeant un peu plus l'application et on verra quelle escarre elle est en état de produire.

Ces divers effets sont constans et bien constatés, et leur réalité montre combien un moyen si simple doit être utile dans l'exercice de l'art de guérir.

Il importe de faire observer que l'absorption n'est d'aucun danger dans l'usage de ce médicament externe, tandis que, dans celui des vésicatoires, elle est quelquefois si orageuse à raison des cantharides qui entrent presque toujours dans leur composition, et qui portant leur action tantôt sur l'appareil urinaire, tantôt sur d'autres organes également irritables, déjà enflammés, causent les accidens les plus formidables et même la mort.

Quelle différence d'ailleurs entre la promptitude de l'effet de la pommade ammoniacale, et la lenteur de celui des vésicatoires ordinaires? Souvent, comme dans l'invasion du croup, dans une attaque d'apoplexie, au début d'une péritonite, etc; il y va de la vie du malade que le vésicatoire opère presque aussitôt qu'il est prescrit et appliqué; et quel est celui qui en quinze minutes aura fait tout ce qu'on attendait de lui, comme en est capable la pommade? Le liniment volatil de nos pharmacopées, et, à plus forte raison, celui de Pringle qui y avait doublé la dose de l'ammoniaque, approche un peu de la pommade de M. Gondret. Cependant on ne peut lui comparer ni l'un ni l'autre pour la sureté et l'étendue de l'action.

Le baume opodeldoch, tel qu'on le prépare en allemagne, en approche davantage et pour la causticité, et pour la propriété vésicante. Mais il est liquide; on y fait entrer beaucoup d'ammoniaque tiré du muriate d'ammoniaque moyennant le sous-carbonate de potasse; et, en le distillant avec l'alcool le plus pur, on en fait ce que les étrangers appellent liqueur vineuse d'ammoniaque. Le phosphore extemporanément délayé ou dissous dans un corps gras, pourrait aussi entrer en parallèle. Mais à quoi bon ces comparaisons? qu'importe encore que la pommade dont il s'agit, soit ou ne soit pas un savon ammoniacal, si elle est douée de qualités que personne n'ait encore fait connaître, et qu'elle procure à la médecine un moyen de guérir de plus, et aux malades, un secours aussi prompt qu'efficace?

Vos commissaires estiment que M. le docteur Gondret dont ils se plaisent à louer le désintéressement, la modestie et la loyauté, a bien mérité de sa profession, de l'humanité et de l'Académie, en communiquant ses utiles et judicieuses réflexions sur l'emploi du feu en médecine, et en appelant l'attention des gens de l'art sur un agent curatif qui, sans leur manquer précisément, ne leur était ni assez connu, ni assez familier, et dont ils pourront, comme lui, retirer chaque jour, de très-grands avantages.

Signés, PORTAL, THÉNARD,
PERCY, *Rapporteur.*

L'Académie approuve le rapport et en adopte les conclusions.

Certifié conforme à l'original,

Le secrétaire perpétuel, conseiller d'Etat, chevalier de l'ordre royal de la Légion d'honneur.

G. CUVIER.

CONSIDÉRATIONS

SUR

L'EMPLOI DU FEU EN MÉDECINE.

Dès mon début dans la pratique médicale, frappé de la résistance qu'opposent aux ressources de la thérapeutique la plupart des maladies chroniques, je résolus de multiplier mes efforts pour trouver le moyen de guérir ou au moins d'affaiblir des maux qui désolent une grande partie de la société. Je ne tardai pas à reconnaître que cet objet de mes réflexions avait constamment occupé l'esprit des anciens et qu'ils nous avaient légué un remède qu'ils employaient avec confiance et succès contre un grand nombre de maladies.

C'est dans Hippocrate, dans cet oracle vénérable de la médecine antique, que se trouve déposée cette espèce de panacée. Les maladies que les médicamens ne guérissent

BIBLIOTHÈQUE ROYALE

pas, le fer les guérit; celles que le fer ne guérit pas, le feu les guérit, et celles que le feu ne guérit pas, il faut les regarder comme incurables. (1) Cet axiome, comme la plupart de ceux que nous a transmis ce grand homme, me parut être comme le résultat de l'expérience de tous les siècles qui l'avaient précédé. Je crus dès lors, qu'apppuyé sur cette imposante autorité, je pourrais attaquer désormais les nombreuses maladies devant lesquelles, jusque-là, j'étais resté dans cette expectation si pénible pour le médecin. Me livrant à de nouvelles recherches, j'éprouvai une véritable jouissance, lorsque je reconnus que tous les grands médecins qui séparent la 80e olympiade de notre siècle, avaient adopté cette pratique avec succès et que, dans les annales de ma patrie, figurent plusieurs hommes célèbres par leurs connaissances, et dont le témoignage favorable à ce remède, est d'un grand poids pour nous.

C'est à un de nos compatriotes que nous sommes redevables du meilleur ouvrage sur l'emploi du feu, non-seulement en chirurgie,

(1) Οκοσα φαρμακα ουκ ιηθαι, σιδηρος ιηθαι, οσα σιδηρος ουκ ιηθαῖ, πυρ ιηθαι, οσα δε πυρ ουκ ιηθαι, ταυτα χρη νομιζειν ανιατα.

ainsi que l'indiquait le programme du prix proposé, mais encore en médecine.

L'auteur fut couronné par l'accadémie de chirurgie de Paris, et il n'a cessé, depuis qu'il obtint ce juste hommage, de justifier par les plus rares talens, les hautes espérances qu'il donnait alors. Qu'il ne dédaigne pas ces faibles éloges, ils sont dictés par la reconnaissance des services que m'a rendus son traité sur la pyrotechnie chirurgicale.

Heureux de connaître un remède qui semblait me promettre de grands avantages, de la théorie je passai à la pratique. Je m'aperçus ici bientôt que le conseil était plus facile à apprécier qu'à mettre en usage; mais fort de mes autorités, je ne me décourageai point; je multipliai même mes épreuves; enfin toutes les observations que je recueillis, vinrent s'accorder complétement avec celles de mes auteurs, et je vis des maladies terribles se dissiper ou s'arrêter devant l'ennemi que je leur opposais. J'eus la consolation de voir des phthysies céder à l'action plus ou moins souvent répétée de la cautérisation, et à force de tentatives, soit heureuses, soit infructueuses, j'arrivai à me convaincre qu'il est une époque, dans cette affection, où le feu doit en triompher. Je dirigeai ensuite ce moyen contre des maladies non moins communes que cruelles, la paralysie, l'apoplexie, l'épilepsie cérébrale, le rachitis, les boutons cancéreux, la goutte, les névralgies, etc; bientôt j'affrontai avec la même arme les engorgemens viscéraux dont l'existence trouble les fonctions d'une manière si remarquable. Dans ces divers cas, de semblables succès me prouvèrent tous, à des degrés différens, l'efficacité du traitement, même dans les circonstances où l'on avait beaucoup trop tardé à y recourir. Je regarde le feu comme le tonique par excellence: on peut en quelque sorte le considérer comme le régulateur du principe vital. En effet, quelle autre idée peut-on se former d'un remède qui rétablit à la fois les facultés physiques et morales? J'en ai une preuve bien remarquable entre autres, dans une jeune épileptique. A seize ans et demi, elle était atteinte depuis son enfance de fréquens accès d'épilepsie cérébrale. Voici quel était son état; au moral; sorte d'idiotisme; au physique; locomotion incertaine, chancelante, circulation embarassée, leucorrhée depuis neuf à dix ans, dysménorrhée. Tous ces phénomènes dépendaient d'une seule cause, puisqu'un seul remède, le feu, les fit tous disparaître. De ce fait et de beaucoup d'autres analogues, on peut tirer cette conclusion, que la nature rattache de nombreux effets à une cause unique, et que l'art peut en l'imitant, et par l'emploi du feu, devenir en quelque sorte l'émule de la nature. Qu'on me permette d'insister sur cette remarque, afin de combattre l'opinion de plusieurs médecins très-distingués, qui ne considérent la cautérisation que comme un moyen propre à établir un cautère, dans la vue de donner écoulement à une matière morbifique, comme s'il était borné à cette seule faculté. Je reconnais bien les avantages des caustiques; mais quelle différence dans les résultats! Le feu est doué d'une action tonique qui a été plus ou moins refusée aux caustiques. Il est facile de s'en convaincre en comparant les exutoires formés par les caustiques à ceux que le feu provoque.

Enfin, après quatorze années d'une pratique soutenue, je suis arrivé à cette conclusion; qu'il est très peu de maladies chroniques réputées incurables, qui, sous l'action raisonnée et combinée du feu, ne soient susceptibles d'une grande diminution dans leur intensité, ou d'une guérison plus ou moins permanente.

Je suis persuadé, en un mot, que si tous les médecins étaient pénétrés de cette idée, ils reproduiraient les prodiges de la médecine grecque, dans les affections d'un long cours.

J'ai déjà rédigé un grand nombre d'observations sur cet objet; mais je me borne à consigner ici quelques faits à l'appui de la première partie de ce mémoire. Les autres, et ceux que je recueillerai avec le temps, seront la base d'un plus grand travail dont je m'occupe depuis long-temps, et qui, si je suis assez heureux pour le traiter d'une manière digne d'un si important sujet, pourra entourer la doctrine pyrotechnique d'un faisceau de preuves évidentes et incontestables.

PREMIÈRE OBSERVATION.

Me. *** agée de seize ans, née de parens sains, douée d'une structure forte, présentait tous les signes du tempérament sanguin.

Dès l'age de trois ans elle ressentit des mouvemens convulsifs dans les muscles du cou, avec perte de la connaissance pendant une seconde ou deux.

A douze ans, se trouvant un jour à l'église, d'un temps très chaud, elle s'évanouit, eut des mouvemens convulsifs et se mordit la langue; cet accident dura une demi-heure et fut suivi d'une sorte d'imbécillité. Depuis ce moment les attaques d'épilepsie se renouvelèrent quinze à vingt fois par mois; bientôt l'intelligence s'obscurcit au point qu'elle était incapable, dans ses momens lucides, de suppléer sa mère dans les fonctions du ménage et dans son commerce. En novembre 1815 la malade me présenta l'état suivant : embonpoint marqué, les formes du corps sont très prononcées, le tissu de la peau est blanc et extrêmement ferme, les cheveux blonds, le visage coloré d'un rouge vif tirant sur le violet, les traits sont réguliers et sont accompagnés d'une nuance d'idiotisme. La respiration parait naturelle; le pouls est fort, plein et embarrassé.

La locomotion est souvent gênée, lente, la démarche chancelante.

La malade est sujette à des fleurs blanches très abondantes depuis douze ans.

Les règles, arrivées à douze ans et demi, sont caractérisées par l'évacuation d'une très-petite quantité d'un sang noir, et ne durent qu'un ou deux jours.

L'appareil digestif est intègre et n'offre rien de remarquable.

On a combattu cette maladie, à différentes reprises, par des saignées, même copieuses, par les anti-spasmodiques, mais toujours sans le moindre succès; depuis long-temps on ne faisait plus aucun remède.

Tout contribuait à me démontrer que cette espèce d'épilepsie avait son siège dans le cerveau ; elle ne paraissait aucunement liée à un état particulier des fonctions de la respiration, de la circulation, de la digestion et de l'appareil utérin.

Après avoir de nouveau tenté l'emploi des saignées, des anti-spasmodiques et de quelques dérivatifs, et reconnu l'insuffisance de ces moyens, je crus qu'il ne restait de ressource que dans la cautérisation syncipitale dont M.r le baron Percy a si bien démontré le véritable procédé.

J'en fis la proposition aux parens et à la jeune fille, les assurant que je fondais de grandes espérances sur cette opération moins cruelle en réalité qu'en apparence, mais que le pis-aller était d'acquérir la conviction que la maladie était incurable.

La position critique de la malade et l'inquiétude de ses parens étaient telles que l'on ne tarda pas à accepter le moyen que je proposais.

Le 27 mars 1816 je pratiquai la cautérisation syncipitale avec l'aide de M.[r] le docteur Fournier. La malade la supporta sans se plaindre.

La santé fut parfaite jusqu'au 18.e jour (16 avril 1816) qui fut marqué par un accès d'épilepsie peu intense et d'une courte durée.

Le 8 mai, exfoliation d'une lame osseuse de l'épaisseur d'un tiers de ligne.

Le 9 mai, me trouvant alors de trimestre aux consultations de l'Accadémie de médecine à l'Oratoire, j'engageai les parens à présenter leur fille à la séance qui était présidée par M.[r] le docteur Bouvier et à laquelle se trouvaient MM. les docteurs Chrétien Lalanne, Delondre, Lafisse le fils, et moi. Je fis l'histoire de la maladie, je comparai l'état actuel avec celui qui avait précédé la cautérisation et il fut décidé, à l'unanimité, qu'il convenait de procéder à une seconde cautérisation.

Le 10 Mai 1816, cautérisation au-dessus de la bosse occipitale en présence de monsieur le docteur Chrétien Lalanne.

9 Juillet 1816, léger accès d'épilepsie; point de morsure de la langue.

6 Octobre 1816, léger accès d'épilepsie.

Du 27 mars jusqu'à ce jour, il n'y a eu que trois accès d'épilepsie d'une très courte durée; la maladie abandonnée à elle même en eût produit plus de cent; l'amendement est donc remarquable sous ce rapport; sur tous les autres il n'est pas moins important. L'idiotisme s'est dissipé graduellement; le teint habituellement trop haut en couleur est revenu blanc et rose, la physionomie a pris de l'expression. Le changement dans l'état de la malade fut encore plus marqué : le pouls est devenu souple et conserve de la force sans dureté, ni plénitude. Les fleurs blanches ont disparu complétement depuis la première cautérisation, et les règles ont prolongé leur cours pendant quatre ou cinq jours au lieu de deux.

La locomotion engourdie depuis plus de quatre ans, s'est ranimée jusqu'à la vivacité.

Les choses en étaient à ce point lorsque les parens me firent part, pour leur fille, d'un projet de mariage qui me paraissait prématuré, que j'aurais vainement combattu, mais auquel j'ai peut-être trop facilement souscrit dans le premier moment. La jeune fille, que cette idée avait électrisée, me pressait de la cautériser aussi souvent que je le jugerais à propos, pour assurer sa guérison. Je proposai d'ajourner le mariage à un an ; mais on pressa les choses : malheureusement on établit trop tôt des rapports de société avec le prétendu. Je ne tardai pas à m'apercevoir que mes soins étaient devenus inutiles parce qu'on ne voulait plus continuer le traitement qui seul me paraissait devoir produire une guérison complète. On me proposa de supprimer le cautère occipital.

Cependant le mariage se consomma à la fin d'octobre 1816, sept mois après la première cautérisation.

Je ne doute pas que je n'eusse obtenu une guérison parfaite si j'avais été le maître de continuer le traitement ; mais des motifs fondés sur de faux raisonnemens me mirent dans le cas de suspendre mes visites.

Au reste les avantages qu'a retirés Me...... du traitement que je lui ai fait sont très-beaux, si l'on compare sa position actuelle à son état antérieur.

Les accès d'épilepsie sont rares. L'intelligence est assez développée pour lui permettre d'être à la tête de son ménage et de son commerce.

Me.*** est devenue mère au bout d'un an d'un enfant bien portant.

DEUXIÈME OBSERVATION.

M***, âgé de trente-deux ans, d'une structure svelte, d'un tempérament sanguin, doué d'une imagination ardente, livré à de grandes fatigues de corps et d'esprit, et à un régime essentiellement tonique, éprouva, il y a cinq ans, une péricardite qui mit ses jours dans un danger éminent, et de laquelle je le guéris par l'emploi de saignées réitérées et d'un régime extrêmement tenu.

Constamment soumis, depuis lors, aux moyens hygiéniques, propres à éloigner le retour de cette maladie, il jouissait d'une santé parfaite, lorsqu'elle fut troublée, en 1815, par l'impression des événemens politiques, et par des inquiétudes sur sa fortune. L'imagination s'exalta au point que M*** perdit le sommeil et l'appétit. Cet état se compliquait d'une idée dont le malade ne pouvait se débarrasser, il se croyait fou ou se persuadait qu'il allait le devenir.

Quelques anti-spasmodiques, des délayans, deux saignées et des minoratifs ayant été administrés, le malade fut soulagé, se crut guéri, et retourna à ses occupations ordinaires. Cependant il s'écoula à peine un mois et demi que M*** revint à ses idées sur la folie : il n'était point le maître de les chasser.

Reconnaissant l'intégrité habituelle des appareils de la respiration, de la circulation et de la digestion d'une part, et refléchissant, d'un autre côté, sur la nature du tempérament du malade, sur la vivacité de son imagination, sur sa grande susceptibilité nerveuse et sur les causes morales qui l'affectaient ; je rapportai sa maladie à une altération commençante du cerveau. Un dérangement dans la fonction me démontra une lésion dans l'organe. De quelle partie de l'appareil encéphalique dépendait cette lésion? On regarderait, je pense, comme téméraire que j'eusse défini cette question. Quelques données pouvaient me faire présumer que les vaisseaux sanguins ou le sang devaient être spécialement affectés ; mais cette opinion n'étant pas fondée sur des preuves suffisantes, je la rejetai et m'en tins à une considération générale sur l'état morbifique du cerveau.

Je me déterminai, en juillet 1817, à traiter la maladie par une action locale, et j'appliquai le moxa au syncipat. Je recommandai au malade de faire suppurer la plaie pendant trois mois, et l'assurai qu'il serait bientôt guéri. M....... commença à éprouver du mieux au bout de quelques jours, et il ne s'était pas écoulé un mois, qu'il était devenu maître de ses idées. M*** continue à jouir d'une parfaite santé.

TROISIÈME OBSERVATION.

Madame Gauthereau, âgée de soixante-dix ans, d'une constitution forte, d'un tempérament lymphatico-sanguin éprouva, en 1815, une attaque d'apoplexie à la suite de laquelle elle demeura hémyplégique. Peu à peu sa santé s'altéra, les facultés intellectuelles s'obscurcirent au point qu'elle ne reconnaissait que faiblement son mari et ses enfans. La locomotion s'anéantit; il fallait la faire manger. Cet état était compliqué d'une incontinence parfaite des urines, et des déjections alvines, et malgré tous les soins qui lui étaient prodigués, elle était perpétuellement dans une atmosphère de miasmes.

Il n'y avait point de fièvre, et la respiration ne paraissait pas sensiblement altérée.

Je fis premièrement établir des vésications sur la colonne vertébrale, et sur la région du sacrum, à l'aide de la pommade ammoniacale; ce moyen resserra un peu le ventre et la vessie; mais ne parut pas promettre d'autres résultats. Je ne vis plus de ressource que dans la cautérisation syncipitale, et je pratiquai cette opération avec l'aide de M. Goyon, chirurgien de la malade, en novembre 1816. Madame Gauthereau sentit fort peu la douleur du feu (Elle n'en conserve aucun souvenir).

Dès le lendemain, les sens et les facultés intellectuelles avaient acquis un peu de lucidité. Je fis entretenir la plaie avec soin, et au bout de deux mois environ, la malade se trouva en bonne santé, à l'hemyplégie près. A présent elle marche dans son appartement, fait quelquefois de l'exercice en plein air, et conduit son ménage.

QUATRIÈME OBSERVATION.

M. ***, âgé de quarante-deux ans, d'une constitution forte, d'un tempérament bilieux, passa il y a trente ans à Saint-Domingue, avec un emploi dans l'administration civile. Les désastres de cette colonie changèrent bientôt sa position : obligé de faire la guerre contre les nègres, il tomba en leur pouvoir et fut exposé à toutes les privations et à des dangers de toute espèce. Il échappa comme par miracle au sort le plus funeste, et se réfugia aux Etats-Unis, où il est employé depuis long-temps dans la diplomatie.

Constamment occupé des fonctions de sa place, et s'étant particulièrement livré au travail du cabinet, M...... avait les yeux malades depuis plusieurs années : si alors il eût soigné sa santé, nul doute qu'il ne se fût préservé du malheur qu'il éprouve aujourd'hui. L'œil gauche fut atteint le premier, 1° d'inflammation; 2° de goutte sereine; 3° de cataracte; la vision est perdue de ce côté depuis deux ans.

L'œil droit continua ses fonctions, mais il s'affecta bientôt de goutte sereine, la vision s'affaiblit graduellement et se perdit.

Etat du malade au moment où il se présenta chez moi, dans les premiers jours d'octobre 1817, avec une lettre de mon ami, M. le docteur Lefort, premier médecin du roi à la Martinique. L'œil droit paraissait sain extérieurement, la pupille avait fort peu de mouvement, le malade apercevait encore sa main lorsqu'il la plaçait près de l'œil sur une ligne parallèle à l'angle externe, mais ne distinguait aucun autre objet.

Cécité complète de l'œil gauche depuis deux ans; la conjonctive très-injectée, la cornée trouble, le crystallin blanc très-opaque, nulle apparence de mouvemens dans l'iris.

La cautérisation syncipitale a été pratiquée le 22 octobre 1817, avec l'aide de M. le docteur Newbourg, mon ami.

Je fais entretenir l'ulcère indéfiniment, et je soutiens l'action de ce remède par quelques saignées locales, comme celle de l'artère temporale et des scarifications au cou. J'ai soin également de tenir le ventre libre. Par ces divers moyens, le malade a acquis plus de légéreté, a perdu une tendance au sommeil auquel il se livrait facilement dès qu'il restait en place, et il jouit d'une santé parfaite. Réunion chez le malade de M. le docteur Bouvier, médecin distingué de Paris; de M. le docteur Lefort, récemment arrivé des Etats-Unis; de M. Dumaine, ancien ordonnateur de Saint-Domingue, ami de M.........., qui a toujours cultivé la médecine par goût. Ce dernier, que je n'avais pas l'honneur de connaître, avait beaucoup encouragé le malade à suivre mes conseils, ayant pris dans les anciens, une haute opinion des effets de l'adustion. Il n'avait pas cessé de le visiter, et il avait remarqué avec intérêt les changemens qui s'opéraient dans les yeux de son ami. Voici l'état des choses tel qu'il a été constaté le 29 novembre.

Œil droit. La pupille, dont les mouvemens étaient très-lents, se resserre et se dilate davantage; on croit apercevoir dans le crystallin, vers le grand angle, un petit point blanc; on soupçonne l'existence d'une cataracte. (29 novembre 1817.)

La vision n'est plus bornée à la sensation d'un corps placé latéralement et en dehors de l'œil; à trois pieds et plus de distance, et en droite ligne, le malade distingue les barreaux des vitres, il les indique d'avance et va ensuite y poser la main. Il aperçoit également une serrure et touche les angles qu'il veut.

Quant à l'œil gauche, la conjonctive présente vers les angles, des vaisseaux injectés d'un sang vermeil qui traversent l'œil dans son plus grand diamètre. La cornée, auparavant d'un blanc opaque, est parfaitement nette, sauf une demi-ligne de sa circonférence, dont le contour est encore blanc. Le crystallin a perdu beaucoup de son opacité, le blanc mat qu'il offrait s'est changé en gris bleu, dont le plan antérieur semble éclairci. J'ai remarqué à ce sujet (et M. Domaine ainsi que la domestique du malade ont confirmé mes assertions), que depuis une quinzaine de jours l'aspect du crystallin changeait incessamment : il a été d'abord sillonné par une ligne noire extrêmement fine; cette ligne s'est élargie le lendemain ; le surlendemain elle a paru traversée de haut en bas par d'autres lignes ; insensiblement ces lignes noires se sont effacées et nous ont laissé apercevoir une couche plus profonde d'une nuance non plus blanche, mais légérement bleuâtre. Aujourd'hui, 4 décembre, cette nuance bleuâtre ne paraît plus homogène, elle présente des flocons bleuâtres, qui semblent diminuer l'opacité de la lentille.

Tel est l'état actuel des yeux de M......

Le temps seul pourra justifier nos espérances. Cependant quelque foibles que soient, et pour l'art, et pour le malade surtout, les résultats obtenus jusqu'à ce jour, il est permis de conjecturer, qu'appliqué dès l'origine du mal, ce remède en eût eu de plus marquans.

CINQUIÈME OBSERVATION.

Mme DARIDAN, agée de quarante-deux ans, d'un tempérament bilioso-nerveux, perdit son mari, il y a quatorze ans, par un accident inopiné; cet événement lui fut d'autant plus sensible, qu'il régnait entre elle et son mari, la plus parfaite harmonie. Elle nourrissait alors une petite fille, âgée de dix à onze mois. Aussitôt elle perdit son lait*, et sa santé éprouva dès ce moment des altérations dont les progrès ont toujours été croissans. Voici l'état où nous l'avons trouvée dans les premiers jours d'octobre 1817. Locomotion tellement pénible, que la malade ne sort presque jamais de sa chambre, elle reste au lit dix-huit et vingt heures sur vingt-quatre. Douleurs habituelles dans les reins, les hypochondres et l'hypogastre. Constipation opiniâtre accompagnée de déjections alvines rares et d'une incontinence d'urine perpétuelle. L'estomac fait bien ses fonctions.

Suppression des règles, depuis quatorze ans.

Surdité complète du côté droit.

Audition très obtuse de l'oreille gauche.

Abolition complète de la vision, depuis plusieurs années; nuls mouvemens dans l'iris, les yeux grands, proéminens, l'œil gauche affecté de strabisme.

La circulation et la respiration n'offrent rien de remarquable.

La peau est terne, inanimée, est assez jaune sans présenter aucune nuance dictère.

Les parens et plusieurs amis de la malade m'ont assuré que ses traits étaient devenus méconnaissables. En la voyant, je n'aurais jamais pu croire à leur assertion sur sa beauté qui a dégénéré jusqu'à la laideur. Il résulte donc de leur déclaration, que les principaux traits de sa face auraient acquis de plus grandes dimensions dans tous les sens. L'angle facial est considérable; les deux branches de la machoire sont fort alongées; la bouche grande, les dents écartées et assez usées. Le corps paraît fourni d'une graisse assez abondante, sans obésité.

Tel etait l'état de Mme. Daridan, lorsque je la visitai sur la prière de M. Lettu, son allié et mon ami.

Je n'eus qu'une idée sur cette malade; je rapportai toutes les lésions à un affaiblissement ou à une espèce d'engourdissement du principe vital, et d'après l'expérience que j'avais sur la cautérisation syncipitale, je proposai l'emploi de ce moyen, me réservant d'aider son action par des épispastiques variés et par des dérivatifs dirigés sur le canal intestinal. Après avoir obtenu le consentement de la malade, je la cautérisai suivant le procédé de M. le baron Percy, avec l'aide du Dr Newbourg.

(18 octobre 1817). L'épaisseur et la laxité des parties molles du crâne étaient telles que l'opération dura dix-huit ou vingt secondes, c'est-à-dire le double du temps qu'elle devait comporter.

Aussitôt après l'action du cautère, la malade éprouva de vives douleurs dans les yeux. M. Newbourg et moi n'aperçûmes aucun mouvement dans l'iris.

La malade voit le jour pour la première fois depuis deux ans. Je remarque un peu de mouvenent dans l'iris de l'œil droit ; l'œil gauche est toujours affecté de strabisme et n'offre aucune sensibilité dans l'iris.

(23 octobre, 6me jour de l'opération.) Application d'une légère couche de la pommade ammoniacale sur la narine gauche, vésication au bout de cinq minutes.

(Le 24 septembre). L'œil gauche n'est plus affecté de strabisme ; on aperçoit un léger mouvement dans l'iris ; mais le resserrement est moins marqué que du côté droit.

Des vomitifs, des purgatifs, des lavemens et des demi-bains sont administrés toutes les semaines ; ils sont suivis d'une amélioration dans l'état du ventre ; la constipation diminue, l'incontinence d'urine est suspendue pendant plusieurs jours et ne reparait que rarement. Le liniment volatil a également été appliqué sur les côtés de la face, sur la région du sacrum et sur l'hypogastre. Les facultés locomotrices se raniment ; la malade sort tous les jours par mon ordre et elle sent le bien-être d'une meilleure santé.

L'ulcère syncipital est entretenu par des pansemens faits régulièrement, matin et soir, avec un cinquième de pommade ammoniacale et d'onguent stirax ou de beurre.

(Décembre 1817). Depuis quelques jours, Mme Daridan aperçoit la lumière d'une lampe. Elle ne distingue pas encore les objets; ses yeux acquièrent graduellement plus de sensibilité.

Le sens de l'ouie s'est un peu amélioré; il s'est réveillé, quoique faiblement, du côté droit.

Je me propose de continuer indéfiniment le même traitement jusqu'à ce que le temps et les résultats m'aient démontré où il faut m'arrêter, dans l'intérêt de la malade.

Ces changemens, opérés en aussi peu de temps, dans la santé de Mme. Daridan, et qui ont élevé sa vie presque végétative à la vie naturelle de son sexe, font espérer qu'avec de la persévérance, la médecine lui rendra le complément de ses relations avec sa famille et la société.

SIXIÈME OBSERVATION.

Mlle N... âgée de vingt-trois ans, d'un tempérament nerveux, était atteinte, depuis l'âge de sept ans, de dartres vives et de fleurs blanches âcres et abondantes. Cet état se compliquait depuis deux ans, d'une épilepsie dont les accès se répétaient plusieurs fois par semaine et particulièrement à l'époque des règles.

Un de ses parens la fit venir de la province qu'elle habite toute l'année, et la confia à mes soins. Je m'occupai d'abord des anciennes infirmités ; les fleurs blanches diminuèrent, les cuissons qu'elles occasionnaient habituellement, disparurent, et les dartres guérirent dans l'espace de six semaines.

Dans la vue de détruire l'épilepsie, je pratiquai la cautérisation syncipitale, le 10 novembre 1817, aidé de M. le D.r Newbourg et en présence de M. le baron Yvan, chirurgien en chef des invalides, et de M. le D.r Ribes, chirurgien distingué de Paris.

Mlle N... eut un accès le même jour, après la brûlure.

(15 novembre), court accès.

(20 décembre), très léger accès d'épilepsie. Les règles ont eu un cours régulier, et, contre l'ordinaire, sans accidens nerveux.

(1.er janvier 1817), La malade est retournée dans sa province ; elle m'a écrit qu'elle avait supporté le voyage sans aucun inconvénient, et qu'elle se portait de mieux en mieux.

Tout, en elle, semble indiquer une guérison prochaine et complète.

SEPTIÈME ET DERN. OBSERVATION.

M. Lucot, banquier à Paris, au marais, âgé de quarante sept ans, était affecté d'une goutte sciatique, depuis dix ans.

Tout faisait présumer que cette maladie était héréditaire, puisque son père l'avait éprouvée dans ses dernières années, et que M. Lucot a un frère et une sœur qui en ont été attaqués.

Cette douleur survint pendant qu'il montait rapidement un escalier. Elle se fit sentir si violemment dans la fesse droite, que M. L... fut obligé de s'arrêter tout-à-fait. Cette première invasion de la sciatique dura quatre mois entiers. Un large vésicatoire fut appliqué sur la fesse, et les douleurs disparurent. On le supprima au bout de quelque temps et, les douleurs s'étant reproduites, on eut recours à un exutoire qui les dissipa de nouveau.

Cette névralgie se renouvela presque tous les ans, et elle tourmentait cruellement le malade depuis les premiers jours d'avril 1816, lorsqu'il me consulta, le 2 août suivant. La douleur s'étendait depuis l'échancrure sciatique, jusqu'à la partie dorsale et externe du pied. Elle durait particulièrement depuis neuf heures du soir, jusqu'à trois ou quatre heures du matin. Cet état était si pénible, que le malade me déclara qu'il consentirait à se faire amputer la jambe, si cette opération pouvait le débarrasser de ses souffrances. Ce parti conseillé par le désespoir, ne me laissa pas hésiter sur la proposition d'une cautérisation transcurrente qui, après tous les traitemens rationnels auxquels le malade avait été soumis infructueusement, me paraissait être l'unique et dernier moyen à tenter.

M. Lucot accepta ma proposition pour le lendemain.

(Le 3 août 1816). Je mis huit ou dix secondes à faire avec le cautère cultellaire de légères applications, à la région du sacrum, à l'échancrure sciatique, derrière la tête du péroné et à la face dorsale du pied.

Cinq ou six jours s'écoulèrent à peine, que le malade sentit une diminution très-grande dans son mal, et qu'il recouvra le sommeil. Au bout de dix jours, il n'éprouva plus que les sensations peu pénibles des plaies que je faisais entretenir. Je ne lui permis toutefois de se lever, que six semaines après la brûlure; et il le fit sans claudication et sans ressentir aucune douleur.

M. Lucot ayant, le 10 mai 1817, éprouvé dans la fesse gauche, une légère irritation, eut quelques craintes du retour de sa maladie. Je me contentai de faire appliquer un vésicant sur le point sensible, et au bout de huit jours, la sensation se dissipa avec l'inquiétude qu'elle avait fait naître.

Il n'est point d'homme qui ne connaisse les avantages du calorique, qui n'apprécie son action bienfaisante, soit qu'il la reçoive immédiatement du soleil, ou qu'elle lui soit artificiellement communiquée; ne semblerait-il pas que l'induction devrait porter les malades à avoir confiance dans l'application concentrée de ce fluide ou du moins à ne pas rejeter, avec opiniâtreté, la proposition qui leur en serait faite? et pourtant ils font souvent une résistance difficile à surmonter.

On peut se convaincre que cette répugnance dépend particulièrement du défaut d'habitude. En effet, les hommes d'aujourd'hui ne sont pas moins courageux que ne l'étaient les Egyptiens, les Grecs ou même nos pères. Les opérations chirurgicales, si fréquentes de nos jours, en fournissent une preuve irrécusable; mais nous avons d'autres témoignages à l'appui de ce fait. Ainsi les malades ne font aucune difficulté de se soumettre à l'action de remèdes que l'on est heureusement parvenu à accréditer, bien que ces remèdes soient des agens très-dangereux, quand l'application n'en est pas faite avec toute la sagesse possible et par une main habile. Prenons pour exemple l'émétique, ce sel précieux que nous devons à la chimie : employé avec succès dans le vomissement bilieux, il est au contraire, très-nuisible dans le vomissement de même nature qui dépend de l'inflammation de l'estomac ou du skirre de cet organe. Cependant le médecin peut l'ordonner sans être contredit, et même bien des malades le prennent sur la simple ordonnance d'un apothicaire, d'une garde-malade, souvent même de leur propre mouvement. Il en est de même des vésicatoires si fréqnemment employés de nos jours : Ils produisent sans doute une vésication utile; mais ils sont accompagnés d'effets plus ou moins fâcheux qui, souvent font hésiter le médecin dans ses prescriptions; toutefois il peut s'en servir avec une grande facilité. Quant au feu, qui n'a d'autre accessoire qu'une douleur vive, mais d'une très-courte durée, qui n'entraîne avec lui aucun inconvénient, lorsqu'il est appliqué avec les connaissances anatomiques, malgré tous ses avantages, il est aussitôt rejeté avec horreur.

Bien que je n'aie qu'a me féliciter de la confiance honorable, avec laquelle j'ai souvent été accueilli dans la proposition que j'ai faite de ce remède, j'ai compris qu'il serait de la plus haute importance de trouver un agent qui pût le remplacer, autant que possible, dans beaucoup de cas où la répugnance du malade pourrait s'opposer au vœu du médecin; parcourant dans ces vues, la matière médicale, les cantharides ont d'abord fixé mon attention; c'est le moyen que la médecine a en quelque sorte substitué à l'ancien usage du feu; mais de bonne heure, j'ai senti que les diverses préparations de ces insectes, loin de servir à mes desseins, devaient être limitées dans une sphère d'application plus étroite que celle qu'on lui donne aujourd'hui. Sous leurs différentes formes pharmaceutiques, elles ont tous les inconvéniens que Baglivi a si bien signalés et démontrés par de nombreuses expériences, inconvéniens que Stoll a également reconnus et développés dans son traité de matière médicale. D'ailleurs, l'action de ces médicamens est trop lente, surtout dans les affections aiguës, où la maladie faisant des progrès rapides on ne saurait trop se hâter d'arrêter sa violence. En second lieu, le trouble que l'absorption des cantharides porte dans la circulation, dans les fonctions des nerfs et spécialement sur les voies urinaires est un puissant motif d'exclusion dans beaucoup de circonstances.

Passant ensuite à l'examen d'autres substances, je remarquai que l'ammoniaque était employé avec avantage, soit à l'intérieur, soit à l'extérieur. Le degré de perfection auquel la Chimie moderne a porté la préparation de cette substance, contribua à m'enhardir, et des épreuves toutes favorables, me donnèrent une confiance à laquelle je ne m'attendais pas. Le hasard même vint à mon secours. Je fus consulté, il y a environ cinq ans, au troisième dispensaire de la société philantropique par une malade qui portait depuis plusieurs mois un engorgement douloureux des amygdales. Je lui conseillai de se frotter la région antérieure et supérieure du cou avec un liniment dont les proportions étaient de deux onces d'huile d'amandes douces et de deux gros d'alkali volatil. La malade oublia mes prescriptions verbales, ne lut pas celle que j'avais écrite, et avala par petites doses, tout le médicament. Elle revint me dire qu'elle était guérie, mais en se plaignant que mon remède était désagréable à prendre : j'appelai aussitôt l'attention de M. le docteur Esparron, médecin ordinaire du même dispensaire qui, comme moi, fut étonné et charmé d'un effet dû à un secours dont ni lui, ni moi, n'aurions osé conseiller l'usage. Je mis à profit cet incident et je poursuivis mes expériences avec toute la réserve imaginable. Je sentis de plus en plus que j'aurais un remède utile dans beaucoup de maladies si je parvenais à donner à l'ammoniaque une combinaison et une forme qui pussent me mettre à même de tirer le meilleur parti de l'action caustique et vivifiante de cet Alkali, et, après bien des essais, je parvins à composer différentes formules qui présentent des avantages d'autant plus grands, que la modification en est facile et à la disposition du médecin.

L'huile d'amandes douces forme avec l'hydrogène azoté une combinaison trop liquide, même quand il en est résulté, avec le temps, une espèce de savon ; on ne peut donc pas l'appliquer avec facilité sur les différens points de la peau, ou plutôt, l'état liquide de ce liniment fait qu'on n'est pas le maître de borner son action à un point déterminé.

Prenant pour règle de pratique cette sentence d'Hippocrate, ainsi conçue : de deux douleurs formées simultanément, mais sur des parties différentes, la plus forte obscurcit l'autre (1) :

D'après ce principe, si un organe interne est affecté d'une douleur ayant pour cause une inflammation ou une métastase arthritique ou névralgique, en un instant il sera facile de la diminuer ou de la faire disparaître en opposant à la douleur régnante une nouvelle douleur. C'est surtout dans les cas où l'importance des fonctions départies aux organes affectés rend la maladie d'autant plus grave, et que le tissu est d'une structure plus délicate, c'est, dis-je, dans ces cas, que le remède ne saurait être administré avec trop de promptitude, ni avoir un effet trop rapide. Ainsi,

(1) Δυω πονων αμα γινομενῶν, μη κατα τον αυτον τοπον, οσφοδροτερος αμαυροι το ετερον.

dans une pneumonie caractérisée par une douleur vive dans un des points ou dans la totalité de la capacité thoracique, par une orthopnée intense avec toux et crachats teints de sang, alors que la circulation est tellement gênée que le pouls est petit, déprimé, et que la saignée est d'une indication peu déterminée ; dans cette occurence, un vésicant actif appliqué immédiatement sur le point de la peau correspondant à l'endroit le plus sensiblement douloureux, en déplaçant ou en ôtant sur le champ la douleur, débarrasse l'organe affecté et rend ses fonctions plus faciles. Or, avec le liniment ci-après indiqué, il suffit d'un quart d'heure, ou tout au plus, d'une demi-heure, pour opérer ce bon effet. La maladie, il est vrai, n'est point encore guérie ; seulement elle a perdu de sa force, et elle en est d'autant plus facile à traiter ; recevant ensuite l'application de l'ensemble des remèdes que comporte sa nature, elle parcourt plus franchement ses périodes et se termine presque toujours heureusement. J'ai même vu des personnes chez lesquelles les symptômes de l'inflammation existant à un assez haut dégré, la maladie, attaquée au début par le liniment vésicant, avortait en quelque sorte et semblait se réduire à la seule inflammation artificielle du derme. Souvent, malgré des atteintes antérieures reçues par le poumon, la maladie suit encore une marche bénigne et se termine du sixième au dixième ou onzième jour.

Je puis en dire autant de l'inflammation de beaucoup d'autres tissus; comme les membranes muqueuses, les séreuses, le tissu fibreux etc. La même application produit les mêmes résultats. On peut faire un usage précieux de ce remède dans les différentes angines, notamment dans le croup.

La rapide action du liniment vésicant a un autre avantage facile à sentir, qui consiste en ce que le médecin, dans la même visite qu'il fait à son malade, peut ordonner l'application du remède et en connaître aussitôt les effets. Les phénomènes qu'il observe éclairent son diagnostic, et lui font connaître avec une grande précision, la véritable indication; c'est la marche que je suis constamment, et je ne saurais exprimer combien j'ai sujet de m'aplaudir de l'avoir adoptée.

J'ai répété l'usage de ce topique dans les maladies chroniques. Je parviens souvent, par l'emploi rationnel de ce vésicant, à affaiblir ou même à dissiper la plupart de ces affections.

J'ai vu plusieurs engorgemens douloureux de la matrice qui ont singulièrement diminué, d'autres qui ont guéri sous l'action de ce liniment.

Avant de me servir de ce remède, j'avais employé avec quelque avantage les vésicatoires préparés avec les cantharides ; mais quelle différence dans les résultats ! Considérant les maladies aiguës où l'on ne cherche qu'à déplacer une inflammation développée sur un organe intérieur, avec les cantharides on obtiendra certainement une vésication utile ; mais ce bon effet sera presque toujours contrebalancé par un autre plus ou moins funeste qui est bien reconnu de tous les médecins. Or, quel besoin a-t-on de l'absorption des cantharides et de ses fâcheuses conséquences ? Si c'est le ventre qui est le siége de la maladie, quel désordre n'en résultera-t-il pas dans les viscères de cette cavité ? n'est-ce pas ajouter une maladie à celle qui existe déjà ? et si, antérieurement à l'état actuel du malade, il a déja existé des affections dans les voies urinaires ou dans l'utérus et ses dépendances, n'est-ce pas exposer le patient à des maux souvent plus cruels que ceux dont il a besoin d'être délivré ?

Ces assertions ne sont pas, je crois, sans fondement ; ma pratique me les confirme : j'ai vu des malades qui avaient une strangurie ou une irritation abdominale après un usage inconsidéré de topiques où il entrait des cantharides. Il n'est pas certain, d'ailleurs, que le camphre ait la faculté d'empêcher constamment l'absorption de ces coléoptères. L'action de cette espèce de résine, est souvent nulle, ou dépend de la susceptibilité du malade. N'y a-t-il pas des personnes qui ne ressentent que très-difficilement les effets secondaires des cantharides ? Ces exceptions dépendent de l'idiosyncrasie et ne doivent pas nous écarter des vues générales.

Je pourrais consigner ici des faits qui offrent un véritable intérêt, quoiqu'ils n'ayent pas l'homme pour objet. J'ai fait appliquer le liniment volatil sur des chevaux qui portaient depuis long-temps, aux articulations, des engorgemens désignés par les hyppiatres, sous les noms de molettes, vessigons, capelets etc. et j'en ai obtenu la résolution sans qu'il en soit résulté d'autre inconvénient, dans certains cas, que la chûte momentanée du poil.

Quoique je n'aie tiré d'aucune pharmacopée, ni reçu de personne, la formule que j'ai présentée, je n'ai pas la prétention de m'en donner pour inventeur. Les agens que j'emploie étaient connus isolément; il m'a suffi de les rapprocher et d'élever leur proportion à la mesure convenable à des indications que je cherchais à remplir.

Les propositions qui précèdent m'ont amené aux conclusions suivantes :

De tous les agens de la nature, le feu est celui qui jouit, au plus haut degré, de facultés propres à rappeler les forces vitales à leur rhythme naturel et à dissiper, avec le plus d'énergie, différentes causes de maladie.

Le liniment vésicant jouit, après le feu, de facultés épispastiques très-variées, utiles dans un grand nombre de maladies, soit aiguës, soit chroniques.

Mis en parallèle avec les cantharides, ce liniment l'emporte sur toutes les préparations de ces insectes, par la promptitude de son action et par l'avantage inappréciable qu'il a sur elles, d'être dégagé de toute absorption fâcheuse.

Enfin, ces divers avantages une fois reconnus, il est vraisemblable qu'on limitera l'emploi des cantharides, réservant leur application aux seuls cas où il est nécessaire d'exciter l'action du système nerveux, l'appareil circulatoire, et d'irriter les voies urinaires.

Le lecteur sera, sans doute, satisfait de trouver ici un exemple de guérison d'épilepsie, par l'adustion syncipitale, qui est dû à Scultet, médecin bavarois du dix-septième siècle. Extrait de l'ouvrage intitulé : *Johannis Sculteti physici ulmensis, olim felicissimi, armamentarium chirurgicum* — Anno 1669.

Appendix observationum observatio xjjj.

De gravi epilepsia ferro ignito curata.

Epilepsia inter reliquos humani corporis affectus facile palmam obtinet, ut pote quæ non modo amicos, sed et saxea commovet corda, nam ex inopinata ejus accessione non duntaxat vulgus divini quid afflat, sed etiam a sapientiæ antistibus sacer dicitur morbus, quem, quo comprehendimus nimis, teste Tulpio viro consulari, eo admiraris magis, latet quippe plerumque ejus causa, et absconditi ordinis ratio defatigat etiam acutissima ingenia; cujus impetus in ægra nostra Catharina Johannis filia, adeo fuit efferus, ut non modo præstantissima galenorum respueret antidota, sed et decantatas chymicorum tincturas deluderet. Paradoxis eorum explosis ferro, monente Hippocrate, aggredimur curam anno 1665. Et cute transversim secta actuali cauterio suturarum coronalis et sagittalis concursum satis profunde inussimus dextra chirurgi, eadem ratione, ut in tabula depictum exhibetur, ichoroso quotidie per aliquot menses exstillante sero immunis etiam nunc ab epileptico vivit insultu; ulcere aliorum instar secundum artem curato, dum nulla recidivi circuitus formido subesset.

Pommade d'Ammoniaque.

L'observation m'a démontré, qu'en été, la température de l'atmosphère, étant à 15 degrés de Réaumur et au-dessus, la préparation de la pommade se fait très-bien à parties égales de suif de chandelle et d'Ammoniaque liquide. En hiver, cette composition ne serait point assez homogène; il convient d'y ajouter une proportion d'huile d'amandes douces, ou un autre corps gras liquide.

La température de l'air étant de cinq à six degrés au-dessous de zéro, jusqu'à huit au-dessus de zéro. (Thermomètre de Réaumur).

R. de suif de chandelle. . . . . . quatre gros.
D'huile d'amandes douces . . . . . quatre gros.
Faites liquéfier à une douce chaleur,
dans un flacon à large ouverture, ajoutez
d'ammoniaque liquide à 22°. . . . . . une once.

Versez l'ammoniaque par fractions, et agitez jusqu'à ce que le mélange soit concret — bouchez hermétiquement et lutez; le mieux est d'employer un flacon bouché à l'émeri.

A 10 *degrés et au-dessus.*

R. de suif de chandelle. . . . . six ou sept gros.
D'huile d'amandes douces. . . . deux ou un gros.
Liquéfiez et ajoutez :
Ammoniaque liquide à 22° . . . une once.

Faites comme ci-dessus.

On peut remplacer le suif de chandelle par le beurre de cacao; l'huile d'olive, l'axonge, le jaune d'œuf, etc. peuvent suppléer l'huile d'amandes douces.

Cette pommade se trouve préparée selon ces principes, chez

Delamarre, apothicaire, rue St.-Honoré, n°. 350.

Monbet, apothicaire, rue St.-Honoré, n°. 354, au coin de la place Vendôme.

Séguin, apothicaire, rue St.-Honoré, au coin de rue Neuve du Luxembourg.

Renard, apothicaire, rue Vivienne, n°. 19.

Lecanu, apothicaire, rue du Marché aux Poirées, n°. 6. etc.

Nota. Il est important que le médecin fasse employer la pommade ammoniacale sous ses yeux, afin qu'il en voie, lui-même, les effets, et qu'il les dirige suivant l'âge, le sexe, et le tempérament.

Il est évident que l'action de cette pommade sera plus prompte chez un enfant que chez un vieillard, sur une femme que sur un homme.

Les différences dans la densité, la mollesse de la peau en déterminent aussi dans l'intensité de l'action épispastique de la pommade et dans ses effets.

La force vitale qui anime plus ou moins les organes, fait varier aussi la puissance de ce remède. Ainsi, sur un membre paralysé, la dose et le temps propres à la vésication pourront tromper l'attente du médecin, et j'en ai vu des exemples; dans ce cas, il faut employer le moyen, à dose cautérisante; c'est-à-dire, renouveler le topique de quart d'heure en quart d'heure, jusqu'à ce qu'il ait produit l'effet désiré.

FIN.

BIBLIOTHÈQUE NATIONALE R.F. IMPRIMÉS

TABLE

DES MATIERES.

AVANT-PROPOS. . . . . Pag. 5

Rapport de MM. Portal, Thénard et Percy, membres de l'Institut, à l'Académie royale des sciences 7

Considérations générales sur le feu . . 17

Cautérisation syncipitale. 23, 31, 32, 36 *et* 41

Observations. Epilepsie cérébrale compliquée d'idiotisme, de fleurs blanches et de dysmenorrhée 23

Observation sur une manie commençante. 28

Paralysie presque complette avec obscurcissement des facultés intellectuelles . 31

Observations sur plusieurs maladies des yeux; savoir : leucoma, cataracte, goutte sereine 32

Composition de la pommade ammoniacale. 56

Usage de la pommade. 15

Engourdissement général des organes locomoteurs, accompagné d'une goutte sereine, de strabisme, de surdité. . . 36

Deuxième observation d'épilepsie cérébrale 41
Goutte sciatique héréditaire 42
Application du moxa 30
Usage des cantharides 54
Observation de Scultet. 55
Application de la pommade ammoniacale sur les chevaux. 53
Conclusions du mémoire. 54

FIN DE LA TABLE.

A LA BIBLE D'OR.

LIVRES DE FONDS OU EN NOMBRE,

Qui se trouvent chez J.-J. BLAISE, Libraire de S. A. S. Madame la Duchesse D'ORLÉANS *douairière, quai des Augustins, n° 61, près le Pont-Neuf, à Paris.*

OUVRAGES NOUVEAUX

COLLECTION de vingt portraits du siècle de Louis XIV, accompagnés d'une notice historique, formant un volume in-8°. que l'on peut joindre à la nouvelle édition des lettres de madame de Sévigné, imprimées par P. Didot l'aîné. Marie-Thérèse d'Autriche, Louis dauphin, M. A. C. de Bavière, dauphine; Louis, duc de Bourgogne; M. A. de Savoie, duchesse de Bourgogne; MONSIEUR, frère unique de Louis XIV; *Henriette-Anne* d'Angleterre, MADAME; A. M. L. d'Orléans, duchesse de Montpensier; L. A. de Bourbon, duc du Maine; A. L. B. de Bourbon, duchesse du Maine; *Marie-Anne de Bourbon, mademoiselle de Blois*; Fouquet, surintendant des finances; Fr. M. Le Tellier, marquis de Louvois; Simon-Arnauld, marquis de Pomponne; Fr. H. de Montmorency, duc de Luxembourg; Fr. Adh. de Monteil, comte de Grignan; Gilles Ménage; M. M. P. de Lavergne, comtesse de La Fayette; Anne-Bigot Cornuel, Madeleine de Scudéri. — Prix pour les souscripteurs aux lettres de madame de Sévigné, inscrits avant la mise en vente de la première livraison, avant la lettre, (*lettre grise*), 20 fr.; — avec la lettre, 16 fr.; — après la publication, avant la lettre, 25 f.; — avec la lettre, 20 f.; — par la poste, 1 fr. de plus.

Pour paroître en trois livr. Le Prospectus se distribue gratis.

Les lettres de madame de Sévigné, annoncées par un prospectus, paroîtront en trois livraisons; *la première, de trois volumes*, la seconde, de trois volumes, paroîtra dans trois mois; et la troisième, de quatre volumes, trois mois après. Le prix sera de 10 francs pour les volumes, papier fin, déjà publiés, et de 9 fr. pour les personnes qui souscriront (on ne paye rien d'avance). Pour recevoir chaque volume, franc de port par la poste, on ajoutera 2 francs.

Les mêmes, papier vélin, fig. avant la lettre, (*lettre grise*), le double.

Il a été tiré quelques exemplaires papier vélin, carré double, auxquels les eaux fortes sont jointes.

Dans un de ces derniers exemplaires, on a joint outre les figures qui font partie de l'édition, les dessins par M. Nicolle, les figures avant la lettre, sur papier de la Chine, sur papier vélin, dont quelques-unes avec des différences, au nombre deplus de cent quatre-vingts sujets, dont quelques dessins n'ont pas été gravés, *on en traitera de gré à gré.*

Les mêmes Lettres de Mme. de Sévigné, imprimées format in-12, sur beau papier, en caractères neufs, 12 volumes, ornés des portraits et des *fac-simile* de Mmes. de Sévigné et de Grignan, paroîtront en totalité avec la dernière livraison de l'édition in-8. Le prix sera de 30 fr., pour les personnes inscrites avant la publication, et de 36 fr. après la mise en vente. On tirera, sur papier vélin, des exemplaires qui se vendront le double.

Lettres de saint François de Sales, évêque de Genève, nouvelle édition, revue avec soin, augmentée de lettres inédites, et de notes, ornée de son portrait et d'un modèle de son écriture, 3 gros vol. *in*-8º de 600 pages chacun, imprimés en caractère cicero et petit romain pour les lettres à deux colonnes, latin et français, et en caractère philosophie pour le corps de l'ouvrage. — Le premier volume est précédé d'une vie très-détaillée de saint François de Sales. — Prix, 18 francs.

Il en a été tiré quelques exemplaires sur papier vélin; satiné, 36 fr.

Histoire de l'ancien et du nouveau Testament, avec des explications édifiantes tirées des Saints Pères, pour régler les mœurs dans toutes sortes de conditions; par M. Le Maître de Sacy, sous le nom du sieur de Royaumont, prieur de Sombreval; nouvelle édition dédiée au Roi, 1 vol. *in*-4º de près de 600 pages, imprimé en beaux caractères cicéro neuf, sur très-beau papier carré double d'Auvergne; orné de 270 nouvelles figures en taille-douce d'après les tableaux de Raphaël et des plus grands maîtres, avec deux cartes de la Terre-Sainte. Prix, broché, 27 francs; cartonné à la Bradel, 28 fr. 50 c.; relié, 30 fr. — Le nouveau Testament, avec 85 planches et une carte, séparément, 1 vol. 12 fr.

La même, impr. en 1811, en caractère Saint-Augustin, sur très-beau papier grand raisin, broché, 48 francs; cartonné à la Bradel, 50 fr.; rel. 52 fr. — La même coloriée.

La même, 4 vol. *in*-18, impr. sur très-beau papier, avec 72 figures en taille douce, 12 fr. — La même reliée.

Collection des Écrits politiques, littéraires et dramatiques de Gustave III, roi de Suède, suivie de sa correspondance, avec une notice historique sur sa vie; par M. Dechaux, secrétaire du roi, et traducteur de ses œuvres; 5 vol. *in*-8º, pap. grand raisin, vél., avec figures, ouvrage très-bien exécuté. 30 fr.

Dante (la divine Comédie du), trad. de l'italien par M. Artaud, censeur royal, membre de la Société colombaire de Florence, de la Société royale de Gottingue et de l'Académie de Cortone, contenant l'Enfer, le Purgatoire et le Paradis, 3 vol. *in*-8º, fig. 18 fr. Les volumes se vendent séparément.

Cette traduction, dont les journaux ont rendu le compte le plus avantageux, est la seule complète qui existe dans notre langue.

ormation des Etats de l'Histoire moderne, précédée de l'Histoire des Juifs, depuis le commencement du monde jusqu'en 1808; par M. Corbeau de Saint-Albin, ancien lieutenant-colonel d'artillerie, 1 vol. *in*-12, orné d'un frontispice allégorique, 2 fr. 50 c.

Cet ouvrage, rédigé avec le plus grand soin, peut servir avec succès à l'éducation de la jeunesse : c'est un abrégé succinct de l'art de vérifier les dates.

listoire universelle, contenant le synchronisme des histoires de tous les Peuples contemporains, tant anciens que modernes, et la succession chronologique des Empires, divisée en grandes périodes, en époques principales et secondaires, etc., avec le canon raisonné des Souverains de chaque peuple à la suite de son histoire, et la liste des Grands-Hommes de chaque époque; ouvrage dans lequel on a corrigé les erreurs de quelques chronologistes, et facilité les études historiques, puisque les faits, toujours appuyés de leurs dates, y sont présentés d'une manière plus méthodique et plus propre à soulager la mémoire; par M. l'abbé Henri Dillon, 9 vol. *in*-8°, à 6 fr. le vol.

listoire ancienne des Égyptiens, des Carthaginois, des Babyloniens, des Mèdes, des Perses, des Macédoniens; l'Histoire romaine, depuis la fondation de Rome jusqu'à la destruction de son Empire; le Traité des Études et des Opuscules, par Rollin, première et seule édition complète, format in-8°, tirée au nombre de 500 exemplaires sur beau papier, 60 volumes imprimés avec des caractères neufs, publiées par J.-F. Bastien, ornées du portrait de l'auteur, avec un Atlas *in*-4° de 27 cartes, 372 fr.

laximes et Réflexions morales du duc de La Rochefoucauld, enrichies de Pensées inédites, ornées de son portrait, gravé d'après un émail de Petitot; par P.-P. Choffard, et d'un modèle de son écriture; par Miller, 1 vol. *in*-12, très bien imprimé, beau caractère, papier carré fin d'Auvergne. Prix, br. 3 fr.
— *Idem*, papier vél. sat. 6 fr. — *Idem*, *in*-8°, très-beau papier sat., 6 fr. — *Idem*, papier vél. sat., prem. épr. 24 fr.

Cette édition, exécutée avec un soin infini, offre des avantages qu'on ne rencontre dans aucune autre. Elle renferme plusieurs réflexions inédites extraites d'un manuscrit de la bibliothèque du Roi, quelques pièces relatives au duc de La Rochefoucauld, et un *fac simile* de son écriture.

Il a été tiré *un Exemplaire* de cet ouvrage sur peau de vélin, avec les eaux-fortes et premières épreuves.

lecueil de Petites Marines, dessiné et gravé par M. Baugean, graveur du Roi; ouvrage composé de cinq livraisons de trente planches chacune, dont les sujets ont tous été dessinés d'après nature, précédé d'une courte explication. La première livraison, sur papier grand raisin vol. in-4°. oblong est publiée; le prix est de 12 fr.

ermons de M. l'abbé Gérard, auteur du *Comte de Valmont* et des *Leçons de l'Histoire*, 4 vol. *in*-12, 10 fr. — Ils se composent de l'Avent, 1 vol. — Le Carême, 2 vol. — Mystères, 1 vol. et se vendent séparément, le vol., 2 fr. 50 cent.

Spectateur (le) français au dix-neuvième siècle, ou Variétés morales, politiques et littéraires, recueillis des meilleurs écrits périodiques; 12 volumes *in*-8°, dont il a paru un volume par année. La douzième année est terminée par une table générale des matières; une des auteurs et de ceux de leurs ouvrages dont il y est parlé; et enfin d'une table des noms des auteurs mêmes du Spectateur.

Voyage (troisième) du capitaine *Cook* à l'Océan-Pacifique, ordonné par le roi d'Angleterre, faisant suite à ses deux premiers Voyages, 5 vol. *in*-4°, y compris sa vie, et un Atlas, 120 fr.

— La Vie de *Cook*, séparée, 15 fr.

— L'Atlas, composé de 88 grandes planches représentant des plans, cartes, vues, portraits, etc., séparément, 72 fr.

Voyage (nouveau) pittoresque de la France; publié par M. Ostervald, 60 livraisons composées chacune de six planches, et accompagnées d'un texte descriptif. Tirés sur papier vélin. Prix, in-8°. grand raisin, 4 fr.; in-4°., 6 fr.

Les mêmes avant la lettre, 12 fr. — Ces prix n'auront lieu que jusqu'à la fin de juin prochain. Passé ce temps, l'in-8°. sera porté à 6 fr. — L'in-4°. à 8 fr. — L'in-4°. avant la lettre, 16 fr. chaque livraison.

La France, moins connue que d'autres contrées par des ouvrages descriptifs accompagnés de gravures, est cependant très-riche en tableaux variés et en sites extrêmement pittoresques. Beaucoup de monumens antiques et du moyen âge couvrent sa surface, et présentent le plus grand intérêt sous le rapport des arts, et de l'histoire.

On a pensé qu'un ouvrage, dans un format commode et portatif, contenant les principaux points de vues de la France avec un précis de chacun d'eux, serait accueilli du public.

On possède un très-grand nombre des vues, toutes dessinées d'après nature. Elles ont été soumises à une critique assez sévère pour répondre de leur extrême exactitude.

Louis XVI recevant le duc d'Enghien au séjour des bienheureux. Gravure exécutée par M. Jazet, à la manière du lavis, d'après le tableau de M. Roehn, peintre de S. A. R. Monsieur, *frère du Roi.*

Ce tableau, exposé au salon de 1814, représente les principales victimes de la révolution. Il a été réduit, par l'Auteur, à une dimension convenable, qui a permis d'obtenir la plus parfaite ressemblance. (26 pouces de large sur 18 de haut.) Cette Gravure est accompagnée d'une notice historique, 1 vol. in-8°, papier vélin, 1 fr. 50 cent.

Les épreuves avec la lettre, ... 36 fr.

Sans la lettre, ... 72

En ajoutant 2 francs de plus, on la recevra, emballée, par la diligence.

Nota. On peut avoir cette Gravure toute encadrée, dans des bordures simples, ou avec les ornemens les plus riches, et au plus juste prix.

De l'Imprimerie d'A. CLO, rue Saint-Jacques, n°. 38.

www.ingramcontent.com/pod-product-compliance
Lightning Source LLC
LaVergne TN
LVHW020048170826
845678LV00001B/479